Jonas Trambacz

Klinische Behandlungspfade in der Fast-track Chirurgie

GRIN Verlag

Bibliografische Information der Deutschen Nationalbibliothek:

Die Deutsche Bibliothek verzeichnet diese Publikation in der Deutschen Nationalbibliografie; detaillierte bibliografische Daten sind im Internet über http://dnb.d-nb.de/ abrufbar.

Impressum:

Druck und Bindung: Books on Demand GmbH, Norderstedt Germany
ISBN: 978-3-656-41261-8

Dieses Buch bei GRIN:

http://www.grin.com/de/e-book/212622/klinische-behandlungspfade-in-der-fast-track-chirurgie

Hochschule Fresenius

Fachbereich: Wirtschaft & Medien

Studiengang: Health Economics

Hausarbeit

Klinische Behandlungspfade in der Fast-track-Chirurgie

Jonas Trambacz

3. Fachsemester

Veranstaltung: Krankheitsformen und Versorgungsalternativen

Abgabedatum: 12.02.2013

I. Inhaltsverzeichnis

II. Abbildungsverzeichnis

III. Tabellenverzeichnis

IV. Abkürzungsverzeichnis

BBFW: Bundesbasisfallwert

ICD-10: International Statistical Classification of Diseases and Related Health Problems

ITN: Intubationsnarkose

LBFW: Landesbasisfallwert

NRS: Numerische Rating-Skala

OPS: Operationen- und Prozedurenschlüssel

VAS: Visuelle Analogskala

VWD: Verweildauer

1. Einleitung

Die deutsche stationäre Versorgung ist mit steigendem Wettbewerb und stetigen Anpassungen konfrontiert. Das führte in den vergangenen Jahren dazu, dass Krankenhäuser schließen oder mit großen privaten Trägern fusionieren mussten.[1] Es hat sich herausgestellt, dass die Zukunftsfähigkeit eines Krankenhauses von der Qualität und der Wirtschaftlichkeit bestimmt wird.[2] Aus diesem Grund sind klinische Behandlungspfade für das Management eines Krankenhauses ein wichtiger Baustein zur prozessorientierten Organisation.[3]

Die Hausarbeit soll nahebringen, was klinische Pfade sind und wie sie erstellt werden. Sie soll die Behandlungsmaßnahmen und Vorzüge der behandlungspfadgestützten Fast-track-Chirurgie zur konventionellen Chirurgie darstellen.

Kapitel 2 zeigt die Ausgangslage deutscher Krankenhäuser und leitet zum Kapitel 3 über, indem das G-DRG-System kurz dargestellt wird. In Kapitel 4 wird sich ausschließlich mit klinischen Behandlungspfaden befasst. Der Begriff wird definiert und von verwandten Begriffen abgegrenzt. Es wird die Pfadentwicklung anhand von vier Phasen der Entstehung erläutert und gezeigt, wie klinische Behandlungspfade dargestellt werden können. Abschließend werden Ziele und Nutzen den Problembereichen klinischer Behandlungspfade gegenübergestellt. Kapitel 5 beginnt mit dem Konzept der Fast-track-Chirurgie. Es folgen die Behandlungsmaßnahmen, chronologisch nach prä-, intra- und postoperativem Einsatz. Dargestellt werden die Unterschiede zur konventionellen Chirurgie, es wird auf pflegerische- und physiotherapeutische Aspekte eingegangen und der Nutzen der Fast-track-Chirurgie verdeutlicht. In Kapitel 6 werden die Pfadeffekte in der Fast-track-Chirurgie anhand allgemeiner Kolonchirurgie, der laparoskopischen Cholezystektomie und der Leistenhernienoperation veranschaulicht. Die Arbeit endet mit einem Fazit.

---

[1] Vgl. Penter/Arnold [2009], S. 19.
[2] Vgl. Penter/Arnold [2009], S. 24.
[3] Vgl. Tecklenburg [2008], S. 310.

2. Ausgangslage in deutschen Krankenhäusern

In den letzten 25 Jahren haben zahlreiche Reformen zu Veränderungen der Rahmenbedingungen deutscher Krankenhäuser geführt. Im Besonderen ist hier die verpflichtende Einführung der Fallpauschalisierung nach Diagnosis Related Groups (DRGs) in Deutschland hervorzuheben.[4] Diese „bilden die Grundlage für ein leistungsorientiertes Vergütungssystem für die allgemeinen Krankenhausleistungen, bei dem alle Behandlungsfälle nach pauschalisierten Preisen vergütet werden."[5] Ziel eines Krankenhauses sollte also darin liegen die Fallkosten zu reduzieren, sodass die Behandlungskosten unter der Fallpauschalvergütung liegen.[6] Abb. 1 stellt die Erlöszusammenhänge mit der VWD graphisch dar.

Abb. 1: Kosten-/Erlöszusammenhang im G-DRG-System

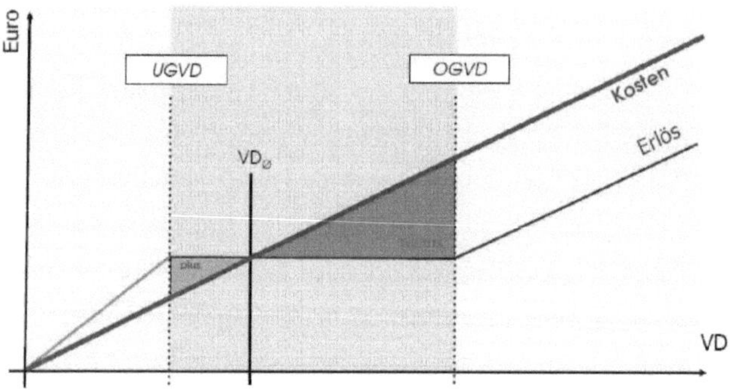

(Quelle: Flux [2010], S. 10).

Trotz Kostensenkung darf jedoch die Qualität der Behandlung an nichts einbüßen. Diese beiden Aspekte der Kostensenkung und Qualitätsstabilität können durch effizientere und effektivere klinische Prozesse und Organisationsstrukturen erreicht werden.[7]

3. G-DRG-System

Die Entwicklung von Diagnosis Related Group (DRG) – Systemen hat seinen Ursprung in den 80er Jahren der USA und wurde in Deutschland 2004 verpflichtend eingeführt.[8]

---

[4] Vgl. Kraus [2007], S. 4.
[5] Kraus [2007], S. 4.
[6] Vgl. Kraus [2007], S. 4.
[7] Vgl. ebd.
[8] Vgl. Christaras/Schaper/Strelow/Laws/Göbel [2006], S. 367.

DRG-Systeme haben mehrere Effekte für den Patienten und den Krankenhausträger:

1. Reduzierung der Verweildauer
2. Reduzierung der Behandlungskosten
3. Vergleichbarkeit von Behandlungskosten
4. Evaluation von Mortalitätsraten verschiedener Institutionen[9]

Eine DRG setzt sich in jedem Fall aus einer Hauptdiagnose (ICD-10), einer Prozedur (OPS) und Nebendiagnosen (ICD-10) zusammen. In einigen Fällen werden Größen wie Alter, Geschlecht, Beatmungsstunden oder VWD hinzugezogen. Wird der Fall keiner Fehlergruppe (z.B. OP ohne Bezug zur Hauptdiagnose) oder zur Gruppe der Sondertatbestände (z.B. Transplantation, Tracheotomie, Polytrauma) zugeordnet, so wird er zu einer Major Diagnostic Category (MDC) gruppiert.[10]

Es folgt die Partitionierung, bei der der Fall einer chirurgischen, medizinischen oder sonstigen Partition eingegliedert wird. Das Ergebnis sind die Basic-DRG´s. Danach wird der CCL (Complication and comorbidity level) pro Nebendiagnose ermittelt und zum PCCL (Patient clinical complexity level) zusammengeführt. Erst jetzt hat man alle Daten zur G-DRG (German-DRG) zusammengetragen.[11] 2009 gab es so insgesamt 1192 abrechenbare G-DRG´s.[12] Abbildung 2 stellt das G-DRG-System graphisch dar.

Jeder DRG ist eine Bewertungsrelation zugeordnet. Multipliziert mit dem Landesbasisfallwert (LBFW NRW 2012: 2976,36 €, BBFW 2012: 2991,53 €[13]) ergibt dies das Budget für den Fall.[14]

Es existieren Sonderregeln für Kurz- und Langlieger, Verlegungen, Wiederaufnahmen, außergewöhnlich hohe Fallkosten und einige andere, die hier aber unberücksichtigt bleiben.

[9] Vgl. Christaras/Schaper/Strelow/Laws/Göbel [2006], S. 367 f.
[10] Vgl. Fleßa [2007], S. 144 ff.
[11] Vgl. ebd.
[12] Vgl. Simon [2011], S. 305.
[13] Vgl. AOK-Bundesverband [2012], S. 1.
[14] Vgl. Fleßa [2007], S. 149 f.

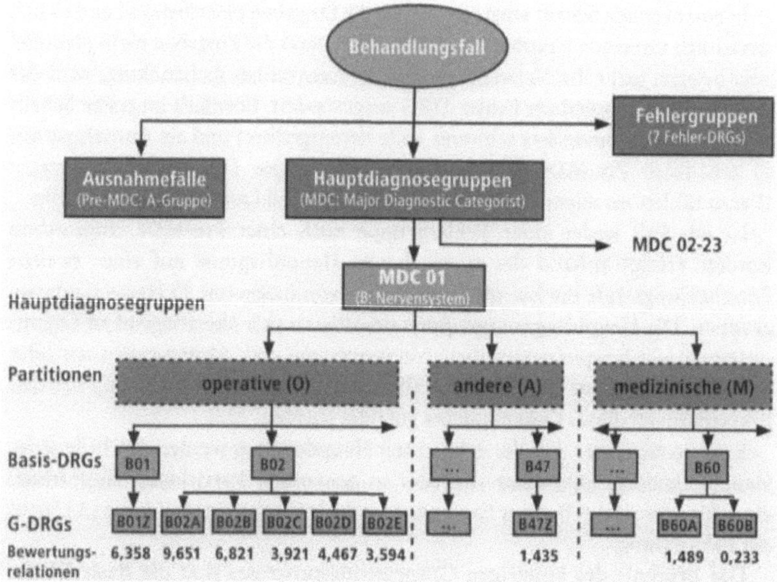

Abb. 2: G-DRG-System
(Quelle: Simon [2011], S. 303).

4. Klinische Behandlungspfade

Im folgenden werden klinische Behandlungspfade definiert und von verwandten Begriffen abgegrenzt. Es wird die Pfadentwicklung anhand von vier Phasen der Entstehung erläutert und gezeigt, wie klinische Behandlungspfade dargestellt werden können. Abschließend werden Ziele und Nutzen den Problembereichen klinischer Behandlungspfade gegenübergestellt.

4.1 Definition

Es lassen sich zahlreiche Definition für klinische Behandlungspfade in der Literatur finden. In dieser Arbeit wird folgende favorisiert.

> „Ein klinischer Behandlungspfad ist der im Behandlungsteam selbst gefundene berufsgruppen- und institutionenübergreifende Konsens für die beste Durchführung der gesamten stationären Behandlung unter Wahrung festgelegter Behandlungsqualität sowie unter Berücksichtigung der notwendigen und verfügbaren Ressourcen, ebenso unter Festlegung der Aufgaben sowie Durchführungs- und Eigenverantwortlichkeiten. Der klinische Pfad steuert den Behandlungsprozess; gleichzeitig ist er Dokumentationsinstrument und erlaubt die Kom-

mentierung von Normabweichungen zum Zwecke fortgesetzter Evaluation und Verbesserung."[15]

4.2 Synonyme und Abgrenzungen zu anderen Begriffen

Für den Begriff „klinischer Behandlungspfad" existieren in der Literatur und in der Praxis zahlreiche Synonyme.[16] Die folgende Abbildung stellt diese dar.

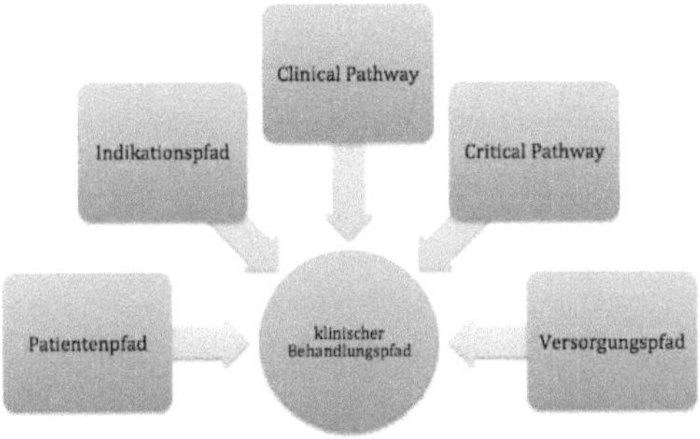

Abb. 3: Synonyme klinischer Behandlungspfade
(Quelle: eigene Darstellung in Anlehnung an Kraus [2007], S. 11).

Wichtige Begriffe, die mit klinischen Behandlungspfaden im Zusammenhang stehen werden wie folgt definiert, beinhalten jedoch lediglich die medizinischen Konditionen.[17]

Richtlinie:

> „Handlungsregeln einer gesetzlich, berufsrechtlich, standesrechtlich oder satzungsrechtlich legitimierten Institution, eines Krankenhauses oder einer KH-Abteilung, die für den Rechtraum dieser Institution verbindlich sind und deren Nichtbeachtung definierte Sanktionen nach sich ziehen können."[18]

Leitlinie:

> „Systemisch entwickelte Darstellung und Empfehlung – meist von medizinischen Fachgesellschaften – mit dem Zweck, Ärzte und Patienten bei der Entscheidung über angemessene Maßnahmen (Prävention, Diagnostik, Therapie und Nachsorge) der Krankenversorgung unter spezifischen medizinischen Umständen zu unterstützen."[19]

---

[15] Roeder/Hindle/Juhra/Loskamp [2003], S. 20.
[16] Vgl. Kraus [2007], S. 11.
[17] Vgl. Koitka [2010], S. 11.
[18] Von Reibnitz/Hermanns [o. J.], S. 2.
[19] Ebd.

4.3 Historie

Ursprünglich für die Fertigungsindustrie der 50er Jahre entwickelt, wurden klinische Behandlungspfade erstmals 1970 in den USA in der Krankenversorgung sichtbar. Vorerst mit Pessimismus von ärztlicher Seite, da sie nach eigenen Maßstäben praktizieren wollten, kamen sie Anfang der 80er Jahre, im Hinblick auf Ressourcennutzung und Zeitmanagement zu neuem Bewusstsein.[20] In den späten 80er Jahren wurden klinische Behandlungspfade an der University of Michigan Medical Center erforscht. 1991 fanden erste Implementierungen in thoraxchirurgischen Abteilungen deutscher Krankenhäuser statt.[21]

4.4 Pfadentwicklung

Eine Implementierung klinischer Behandlungspfade ist durch einen hohen personellen Ressourcenverbrauch gekennzeichnet. Ohne den Faktor „Zeit" ist das Projekt zum Scheitern verurteilt. Obligat ist die Tatsache, dass die Krankenhausleitung hinter der Implementierung stehen muss.[22] Anhand der folgenden Abbildung 4 wird die Pfadentwicklung in vier Schritten erläutert.

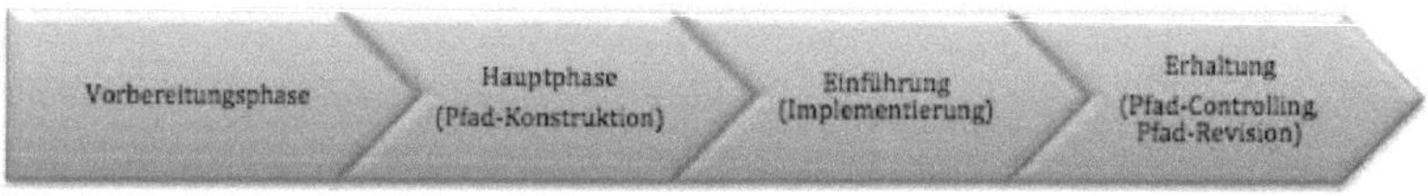

Abb. 4: Vier Schritte der Pfadentwicklung
(Quelle: eigene Darstellung in Anlehnung an Kraus [2007], S. 24).

4.4.1 Vorbereitungsphase

In der Vorbereitungsphase wird der Pfad grob definiert. Anhand einer ABC-Analyse wird festgestellt, welche Patientengruppe eine Verbesserung der Ablauforganisation mittels klinischer Behandlungspfade benötigt.[23]

„Pfade sollten für eine zahlenmäßige große Patientengruppe mit häufig vorkommenden relevanten G-DRGs erstellt werden."[24]

---

[20] Vgl. Koitka [2010], S. 12.
[21] Vgl. Koitka [2010], S. 13.
[22] Vgl. Lorenz [2006], S. 15.
[23] Vgl. Lorenz [2006], S. 17.
[24] Lorenz [2006], S. 17.

4.4.2 Hauptphase

Die eigentliche Konstruktion des Pfades findet in der Hauptphase statt. Die Mitglieder der Pfadgruppe (Vertreter des Ärztlichen Dienstes, Pflegedienstes, der Betriebswirtschaft, Projektleitung, ...) definieren den Pfad. Dazu gehören Einschluss- (Inklusion) und Ausschlusskriterien (Exklusion), sowie Erfahrungswerte.[25] Mit Hilfe einer Ist-Analyse können Mängel bzw. Fehler im bisherigen Prozess aufgedeckt werden. Sie dienen als Grundlage zur Definition der Ziele des Behandlungspfades.[26] Die Ziele gehören zur Pfadbeschreibung. Dabei ist es notwendig, Ziele an den Perspektiven der verschiedenen beteiligten Berufsgruppen zu definieren. Ferner ist es von großer Bedeutung, die Ziele exakt festzulegen.[27] Neben den Zielen gehören Diagnose- (ICD-10) und Behandlungscodes (OPS) zur Pfadbeschreibung. Es folgt ein Pfadalgorithmus, der sich an den klinischen Ablauf anlehnt und aus acht Phasen besteht.[28] Abb. 5 zeigt die Phasen.

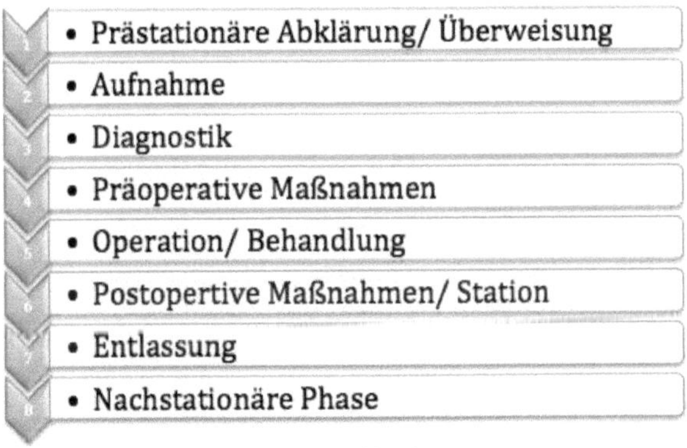

Abb. 5: Acht Phasen des klinischen Ablaufs
(Quelle: eigene Darstellung in Anlehnung an Kraus [2007], S. 26).

4.4.3 Einführung

Zur Einführung eines Pfades muss dieser vorerst durch den Chefarzt und die Pflegedienstleitung genehmigt werden. Der genehmigte Pfad wird daraufhin den Mitarbeitern vorgestellt, erläutert (Pfadkommunikation) und im Intranet oder der Klinikhomepage offengelegt (Visualisierung).[29]

[25] Vgl. Kraus [2007], S. 25.
[26] Vgl. Lorenz [2006], S. 18.
[27] Vgl. Lorenz [2006], S. 19 f.
[28] Vgl. Kraus [2007], S. 25 f.
[29] Vgl. Kraus [2007], S. 27.

„Für die Implementierung von Klinikpfaden ist die Mitarbeiterzufriedenheit von zentraler Bedeutung.“[30]

4.4.4 Erhaltung

Nach einer Implementierung ist die Pfaderhaltung wichtig. Durch Soll-/Ist-Vergleiche können Abweichungen vom Pfad, sogenannte Varianzen erkannt werden. Eine Varianzanalyse kann in Form einer Mitarbeiterbefragung, Patientenbefragung oder in einer Expertenrunde stattfinden (Pfad-Controlling).[31]Stellen sich Schwachstellen heraus muss der Pfad ggf. überholt werden (Pfad-Revision).[32]

Der Prozess von der Vorbereitung bis zur Pfad-Revision knüpft an Donabedians PDCA-Zyklus der kontinuierlichen Weiterentwicklung an. Hier tauchen ebenfalls vier Phasen Plan, Do, Check, Act auf.[33] Abb. 6 zeigt diese Phasen in Zusammenhang mit der Pfadentwicklung.

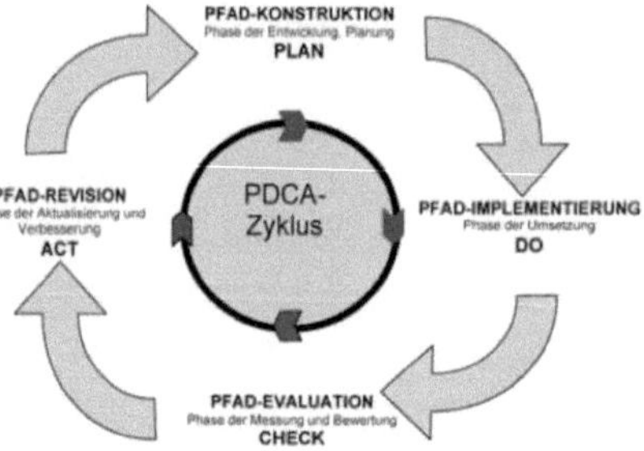

Abb. 6: PDCA-Zyklus
(Quelle: Engemann/Strobel [2005], S. 98).

4.5 Pfaddarstellung

Klinische Behandlungspfade können auf verschiedene Art und Weise dargestellt werden, z.B. als Checklisten, Tabellen, Fließtexte, Ablaufmatrizen, Flussdiagramme oder Prozessketten. Jedes Krankenhaus entscheidet dabei selbst welche Elemente im Pfad abgebildet werden (Zeit, Kennzahlen zu Qualität, Kosten, Ressourcen, Abhängigkeiten, ...).[34]

[30] Schwarzbach/Ronellenfitsch [2008], S. A2514.
[31] Vgl. Lorenz [2006], S. 24.
[32] Vgl. Kraus [2007], S. 28.
[33] Vgl. Engemann/Strobel [2005], S. 98.
[34] Vgl. Kraus [2007], S. 29 f.

„Grundsätzlich sollte man bei der Pfadmodellierung jedoch beachten, dass ein Pfad umso schlechter wahrgenommen wird, je ausführlicher er dargestellt wird."[35]
Speziell Checklisten haben sich im klinischen Alltag bewährt. Sie können der Patientenakte beiliegen oder im Arztkittel mitgeführt werden.[36] Im Anhang sind zwei Behandlungspfade beispielhaft dargestellt, einmal in Tabellenform (Vgl. Anhang 1[37], S. 31) und einmal als Checkliste (Vgl. Anhang 2[38], S. 32).

4.6 Ziele und Nutzen klinischer Behandlungspfade

Es lassen sich allgemein zwei Kernziele aufzeigen:

1. Verbesserung der Versorgungs- und Behandlungsqualität für den Patienten
2. Kostensenkung für das Krankenhaus[39]

Im folgenden werden die einzelnen Vorteile erläutert.

Kostensenkung:
Klinische Behandlungspfade zeigen den sogenannten „best practice" eines Behandlungsablaufes an, sodass unnötige Behandlungsmaßnahmen (Doppeluntersuchungen, Wartezeiten) vermieden werden können und die Patientenzufriedenheit erhöht wird.[40]

Förderung der interdisziplinären Zusammenarbeit:
Zum reibungslosen Ablauf des Behandlungspfades gehört die Kooperation mit anderen Behandlungsmitgliedern. Die natürlichen Grenzen werden durch Behandlungspfade überschritten und es kommt zum interdisziplinären Austausch.[41]

Unterstützung des Qualitätsmangements:
Durch den gezielten Einsatz von Behandlungspfaden wird ein Qualitätsstandard geschaffen, der dem Patienten zu Gute kommt.[42]

---

35 Kraus [2007], S. 30.
36 Vgl. Schwenk/Haase/Raue/Neudecker/Müller [2004], S. 506.
37 Jurowich/Reibetanz et al. [2011], S. 258.
38 Dieterich/Eberhart/Junghans/Schwenk/Standl/Ullrich [o. J.].
39 Vgl. Kraus [2007], S. 12.
40 Vgl. ebd.
41 Vgl. ebd.
42 Vgl. ebd.

Grundlage der Kostenerfassung und Kostenkontrolle:

Der einzelnen Komponente im Behandlungspfad können Kalkulationsbausteine zugewiesen werden, sodass im Vorfeld klar ist, welche Kosten der Patient auf dem Behandlungspfad verursacht. Lediglich Patienten, die vom Pfad abweichen, müssen zusätzlich kalkuliert werden. Behandlungspfade veranschaulichen also eine Kostenstruktur und zeigen Einsparungspotenziale auf.[43]

Verbesserung der Patientenaufklärung und –zufriedenheit:

Durch eine Zusammenfassung für Laien, welche dem Patienten übergeben wird, erfährt er eine bessere Information bezüglich Therapie, Prophylaxe und Nachsorge. Dies nimmt dem Patienten die Angst vor dem Ungewissen und verbessert die medizinische Akzeptanz.[44]

Orientierungshilfe:

Durch die genaue Dokumentation und Visualisierung dient der Behandlungspfad Ärzten und Pflegekräften als Orientierungshilfe und gewährt Sicherheit im Umgang mit dem Patienten.[45]

4.7 Problembereiche klinischer Behandlungspfade

Klinische Behandlungspfade sind in deutschen Krankenhäusern noch in der Entwicklung. Es gibt erst wenige die umfassend mit ihnen arbeiten. Folgende Gründe sprechen dagegen:

- Die Entwicklung ist Zeit- und Kostenintensiv. Die daraus gewonnene Erkenntnis wird aus Wettbewerbsgründen nicht publiziert.
- Es gibt nur wenig Literatur zum Thema Umsetzung von Behandlungspfaden
- Es existieren unterschiedliche Definitionen von Behandlungspfaden (Vgl. Kap. 4.1 und 4.2)
- Finanzierungs- und Wettbewerbsdruck stehen im Vordergrund. Für die Entwicklung von Behandlungspfaden ist keine Zeit und kein Geld vorhanden.[46]

5. Fast-track-Chirurgie

Im folgenden Kapitel werden die Maßnahmen sowie die Vorteile der Fast-track-Chirurgie zusammengefasst und der konventionellen Therapie gegenübergestellt.

---

43 Vgl. Kraus [2007], S. 13 f.

44 Vgl. Kraus [2007], S. 14.

45 Vgl. ebd.

46 Vgl. Lorenz [2006], S. 42 f.

5.1 Das Konzept

„Die „Fast-track"-Chirurgie, auch „Fast-track"-Rehabilitation in der Chirurgie genannt, ist eine Kombination verschiedener prä-, intra- und postoperativer Maßnahmen, die bisher vor allem bei elektiven Dickdarmoperationen validiert wurde (...)"[47], aber „(...) prinzipiell für alle operativen Eingriffe der Viszeralchirurgie, Thoraxchirurgie, Herzchirurgie, Gefäßchirurgie, Urologie, Gynäkologie, Orthopädie und auch bei pädiatrischen Eingriffen geeignet [ist]."[48] Ebenfalls hat sich die Bezeichnung „ERAS" (Enhanced recovery after surgery) durchgesetzt.[49] Fast-track-Chirurgie, wörtlich übersetzt „Überholspur"-Chirurgie, wird in Deutschland seit 2001 als Behandlungskonzept erfolgreich in den klinischen Alltag eingegliedert.[50] Dabei spielt die interdisziplinäre Kooperation der verschiedenen Behandlungsmitglieder eine entscheidende Rolle. Nur durch eine enge Zusammenarbeit sind optimale Bedingungen für die postoperative Rekonvaleszenz des Patienten gegeben und die Quote allgemeiner Komplikationen zu senken.[51]

5.2 Maßnahmen

Im folgenden werden die Maßnahmen der Fast-track-Chirurgie, unterteilt in prä-, intra- und postoperative Maßnahmen dargestellt. Abb. 7 stellt die Maßnahmen übersichtlich dar.

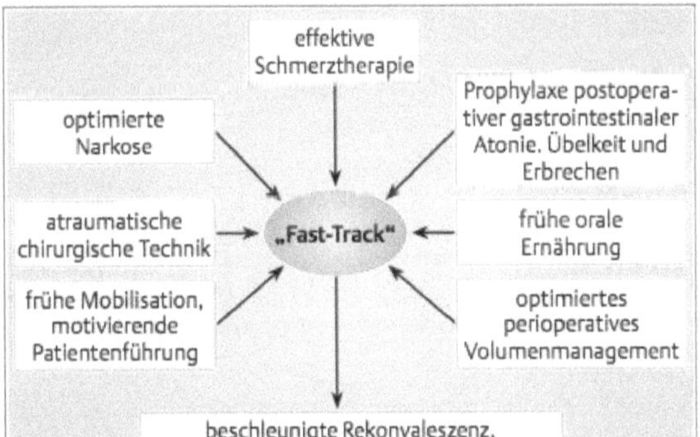

Abb. 7: Maßnahmen der Fast-track-Chirurgie
(Quelle: Schwenk/Müller [2005], S. 1).

47 Schwenk/Müller [2005], S. 536.
48 Hoffmeister [2009], S. 12.
49 Vgl. Hoffmeister [2009], S. 7.
50 Vgl. Pantelis/Kalff [2004], S. 111.
51 Vgl. Hoffmeister [2009], S. 6.

5.2.1 Präoperative Maßnahmen

1. Patientenaufklärung

Um Ängste abzubauen werden ausführliche Gespräche sowohl mit dem Patienten, als auch mit den Angehörigen geführt. Gemeinsame Ziele, wie z. B. das Aufstehen am Operationstag werden vereinbart. Zusätzlich werden Informationsblätter erläutert.[52]

2. Verkürzte präoperative Nahrungskarenz

Bis zu zwei Stunden vor einer ITN können die Patienten klare und kohlenhydratreiche Flüssigkeiten zu sich nehmen. Dies fördert das Allgemeinbefinden des Patienten und vermindert die postoperative Insulinresistenz.[53] Die Regel „nulla per os“[54] ist somit veraltet. Eine 14-tägige Nikotin- und Alkoholkarenz sollte nach Möglichkeit angestrebt werden.[55]

3. Darmvorbereitung

„Im Fast-Track-Konzept wird aufgrund fehlender Evidenz eine routinemäßige Darmreinigung bei kolorektalen Eingriffen nicht mehr empfohlen.“[56] Eine Darmspülung kann zu Flüssigkeits- und Elektrolytverschiebungen führen und muss dann intraoperativ substituiert werden[57] (Vgl. Kap. 5.2.2: Volumenmanagement).

5.2.2 Intraoperative Maßnahmen

4. Zugänge zum OP-Gebiet

> „Bei elektiven (...) [viszeralchirurgischen Operationen] führt (...) die laparoskopische im Vergleich zur konventionellen Operation zu geringeren Schmerzen, einer besseren Lungenfunktion, einer [kürzeren] postoperativen gastrointestinalen Atoniedauer, eine Reduktion allgemeiner und chirurgischer Komplikationen und eine Verkürzung der postoperativen Krankenhausverweildauer.“[58]

Quere Inzisionen sind gegenüber den medianen oder paramedianen zu bevorzugen, da diese geringere Schmerzen verursachen, eine bessere Lungenfunktion garantieren und sich weniger Narbenhernien bilden.[59]

---

52 Vgl. Schwenk/Müller [2005], S. 537.
53 Vgl. ebd.
54 Kolb/Lange/Zünd [2007], S. 332.
55 Vgl. Ritz/Buhr [o. J.], S. 16.
56 Knebel/Schellhaaß/Walther/Seiler [2010], S. 135.
57 Vgl. Obermaier [2006], S. 412.
58 Schwenk/Müller [2005], S. 537.
59 Vgl. Obermaier [2006], S. 412.

5. Sonden/ Drainagen

Im Rahmen der Fast-track-Chirurgie wird auf Sonden und Drainagen so weit wie möglich verzichtet. In randomisierten Studien konnte ihnen kein hinreichender Nutzen belegt werden. Im Gegenteil, sie erhöhen bei längerer Liegedauer die Inzidenz von Infektionen und behindern die Mobilisation des Patienten.[60]

6. PONV[61]-Prophylaxe

PONV kann durch den Einsatz kurzwirksamer volatiler und intravenöser Anästhetika deutlich gesenkt werden.[62]

7. Regionalanästhesie

Zur positiven Beeinflussung einer posttraumatischen Stressreaktion können Spinal- oder Periduralanästhesien, periphere Nervenblockaden oder Infiltrationsanästhesien zusätzlich zur ITN eingesetzt werden. Es verbessert die postoperative Analgesie und kann einer Darmatonie entgegenwirken.[63]

8. Volumenmanagement

Ziel ist eine perioperative Normovolämie. Es ist gesichert, dass eine exzessive Hypervolämie die Mortalität und Morbidität erhöht. Der Flüssigkeitsbedarf lässt sich anhand der „4-2-1-Regel" abschätzen.[64]

„- 4 ml/kg KG/h für die ersten 10 kg KG
- 2 ml/kg KG/h für [die] zweiten 10 kg KG
- 1 ml/kg KG/h für jedes weitere kg KG

Beispiel: Erwachsener, 73 kg

Erhaltungsbedarf/h = 40ml/h + 20ml/h + 53ml/h = 113 ml/h"[65]

---

60 Vgl. Schwenk/Müller [2005], S. 537.

61 Engl.: Postoperative nausea and vomiting = postoperative Übelkeit und Erbrechen

62 Vgl. Schwenk/Müller [2005], S. 537.

63 Vgl. ebd.

64 Vgl. Knebel/Schellhaaß/Walther/Seiler [2010], S. 143.

65 Knebel/Schellhaaß/Walther/Seiler [2010], S. 143.

5.2.3 Postoperative Maßnahmen

9. Analgesie

Eine effektive Analgesie beschleunigt die Rekonvaleszenz. Dabei ist je nach Operation und Patient die Schmerztherapie anzupassen.[66] Primär sollten niedrig dosierte NSAR und Nichtopioid-Analgetika verabreicht werden, bei größeren Schmerzen (VAS/NRS > 5) können Opioide zum Einsatz kommen.[67]

10. Postoperative gastrointestinale Atonie

Zur Vermeidung/Verkürzung einer Darmatonie sollte möglichst minimalinvasiv operiert, der Kostaufbau und die Mobilisation des Patienten so früh wie möglich begonnen und Opioide schonend eingesetzt werden.[68]

11. Fatigue und Rekonvaleszenz

Es wird eine frühe postoperative Mobilisation des Patienten, sowie ein rascher oraler Kostaufbau am OP-Tag angestrebt. Dies verhindert eine postoperative Infusionstherapie und Immobilisation des Patienten.[69]

---

66 Vgl. Schwenk/Müller [2005], S. 538.
67 Vgl. Obermaier [2006], S. 412.
68 Vgl. Knebel/Schellhaaß/Walther/Seiler [2010], S. 137.
69 Vgl. Schwenk/Müller [2005], S. 538.

5.3 Unterschiede zur konventionellen Therapie

Folgende Tabelle stellt die Behandlungsunterschiede der Fast-track-Chirurgie zur konventionellen Chirurgie am Beispiel der Kolonoperationen dar.

Maßnahme	**Konventionelle Therapie**	**Fast-track-Chirurgie**
Präop. Nüchternheit	6 h	2 h
Darmvorbereitung	Orthograde Darmspülung	Abführmittel
Narkose	Inhalation, PCA	Peridualkatheter
Intraop. Volumengabe	4 – 6 L	Deutlich reduziert
Magensonde	1 Tag	Keine
Drainage	7 Tage	1 – 2 Tage
Kostaufbau	3. – 5. Tag	OP-Tag
Mobilisation	1. Tag	OP-Tag
Entlassung	10 – 15 Tage	4 – 7 Tage

Tab. 1: Unterschiede konventioneller zur Fast-track-Chirurgie
(Quelle: eigene Darstellung in Anlehnung an Pantelis/Kalff [2008], S. 111).

5.4 Pflegerische und physiotherapeutische Aspekte

Nichtärztliche Berufsgruppen spielen eine entscheidende Rolle im Behandlungskonzept der Fast-track-Chirurgie, da sie die meiste Zeit am Patienten verbringen. Wichtig ist daher eine professionelle interdisziplinäre Zusammenarbeit im Team. Das Augenmerk liegt in der frühzeitigen postoperativen Mobilisation. In Folge einer Immobilität steigt das Thromboserisiko sowie die Gefahr der Darmatonie, Muskelmasse- und Kraft gehen verloren und ein allgemeines Krankheitsgefühl des Patienten wird verstärkt.

Auch im Hinblick auf den pflegerischen Arbeitsaufwand lohnt sich das Model der Fast-track-Chirurgie. Durch weniger respektive keine Drainagen und effektive Analgesie, wird der Patient schneller zur Selbstständigkeit geführt und auf zeitaufwendige Verbandswechsel kann verzichtet werden.[70]

[70] Vgl. Knebel/Schellhaaß/Walther/Seiler [2010], S. 144.

5.5 Nutzen der Fast-track-Chirurgie

Neben Mortalität und Morbidität spielt auch die Beobachtung der Lebensqualität eine zunehmende Rolle. Studien konnten zeigen, dass Patienten subjektiv speziell von den präoperativen Maßnahmen der Fast-track-Chirurgie profitieren.[71]

Ökonomisch betrachtet konnte vor allem bei elektiven Kolonresektionen von positiven Ergebnissen berichtet werden. Die VWD konnte von 10-15 Tagen auf 2-5 Tage reduziert werden.[72] Ebenso eine Reduzierung eines Fatigue-Syndroms, schnellere Rehabilitation und erhöhte Patientenzufriedenheit konnten beobachtet werden.[73] Folgende Tabelle stellt die VWD gegenüber.

Operation	VWD traditionelle Therapie	VWD Fast-track-Chirurgie
Cholezystektomie, Antirefluxchirurgie	3 – 5	0
Splenektomie, Adrenalektomie, Hysterektomie, Prostatektomie, Lebendnierenspende	5 – 7	1
Pulmonale Lobektomie, Carotisendarterektomie	5 – 10	1 – 2
Kolonresektion	10 – 15	2 – 5
Konventionelle Ausschaltung eines Bauchaortenaneurysmas	10 – 17	3 – 4
Magen-, Speiseröhren-, Pankreasresektion	14 – 21	7

Tab. 2: VWD-Vergleich
(Quelle: eigene Darstellung in Anlehnung an Schwenk [2004], S. 5).

71 Vgl. Kim/Reibetanz/Steinkirchner/v. Rahden/Germer/Jurowich [2011], S. 1001.
72 Vgl. Hoffmeister [2009], S. 13.
73 Vgl. Hoffmeister [2009], S. 14.

6. Pfadeffekte in der Fast-track-Chirurgie

Untersuchungen zeigten, dass die durch klinische Behandlungspfade gestützte Fast-track-Chirurgie eine Verringerung von allgemeinen Komplikationen (Traditionell 20%, Fast-track 8%) und eine Vermeidung der Letalität (Traditionell 0,8%, Fast-track 0%) in der Kolonchirurgie brachte.[74] Abb. 8 zeigt die Komplikationsraten vor und nach Einführung behandlungspfadgestützter Fast-track-Chirurgie.

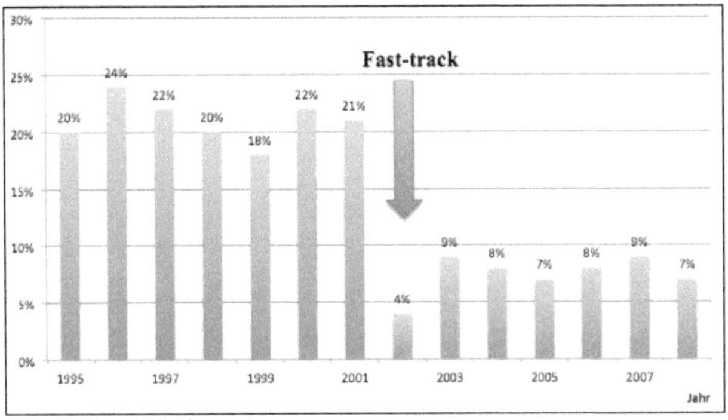

Abb. 8: Komplikationsraten
(Quelle: eigene Darstellung in Anlehnung an Schwenk [2009], S. 14).

Ebenfalls die VWD konnte durch Prozessoptimierung mit Hilfe klinischer Behandlungspfade reduziert werden.[75] Abb. 9 stellt die Entlassungstage in der Kolonchirurgie graphisch dar.

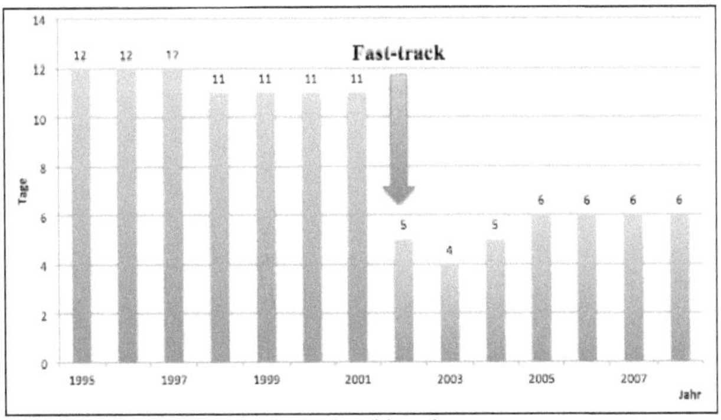

Abb. 9: Entlassungstage in der Kolonchirurgie
(Quelle: eigene Darstellung in Anlehnung an Schwenk [2009], S. 33).

[74] Vgl. Schwenk [2009], S. 13.

[75] Vgl. Engemann/Strobel [2005], S. 99.

Fast-track-Chirurgie wird auch in der ambulanten Chirurgie verwendet, wobei dort keine Verweildauerverkürzung, sondern die Qualitätssicherung und Kostensenkung im Vordergrund steht.[76] Generell ist eine Behandlung „ambulant, wenn der Patient die Nacht vor und die Nacht nach dem Eingriff nicht im Krankenhaus verbringt (...).“[77]

Im folgenden werden Pfadeffekte am Beispiel der ambulanten laparoskopischen Cholezystektomie (LC) und der Leistenhernienoperation (LO) gezeigt.
Untersuchungen zeigten, dass ohne Behandlungspfad 36% und mit Behandlungspfad 15% der Patienten nach einer ambulanten LO stationär aufgenommen werden mussten. In einer anderen Untersuchung konnten bei einer ambulanten LO 10% der Kosten gesenkt werden ohne an Qualität einzubüßen. Bei den ambulanten LO´s konnten insgesamt Einsparungen von bis zu 45% im Vergleich zur stationären Variante verzeichnet werden. Nach Einführung klinischer Behandlungspfade in der ambulanten LC konnten 88% gegenüber 21% der Patienten am OP-Tag entlassen werden. Die Liegezeit konnte von 0,92 Tage auf 0,34 Tage reduziert werden.[78] Unabhängig von ambulanter LO oder LC, zeigten Kostenanalysen beim Einsatz behandlungspfadorientierter Fast-track-Chirurgie eine Kostenreduktion um bis zu 32%.[79]

---

[76] Vgl. Engemann/Strobel [2005], S. 100.
[77] Bold/Erbsen [o. J.], S. 3.
[78] Vgl. Engemann/Strobel [2005], S. 100.
[79] Vgl. Jurowich/Reibetanz et al. [2011], S. 256.

7. Fazit

Fallpauschalisierte Vergütung, Transparenz und Qualitätsansprüche haben den Krankenhausalltag grundlegend verändert.[80] Dadurch hervorgerufene ökonomische Engpässe sind durch geringeren Ressourcenverbrauch zu optimieren. Ein mögliches Instrument im Prozessmanagement diesen Engpässen entgegen zu wirken, sind klinische Behandlungspfade.[81]

Untersuchungen zeigten, dass klinische Behandlungspfade in der Fast-track-Chirurgie eine Steigerung der Behandlungsqualität bei gleichzeitiger Senkung der Kosten und VWD ermöglichen.[82] Weitere Nutzen, wie erhöhte Mitarbeiterzufriedenheit, Verbesserung der interdisziplinären Zusammenarbeit, Standardisierung der Leistungserbringung, Qualitätsverbesserung, Risikoreduktion und Fehlervermeidung, sowie erhöhte Patientenzufriedenheit werden durch klinische Behandlungspfade optimiert.[83]

Trotz der Erfolge bleibt eine Implementierung klinischer Behandlungspfade aufgrund von hohem Modifikationsbedarf und Mitarbeiterschulungen eine kontinuierliche Herausforderung und bedarf einer stetigen Pfadkontrolle.[84]

Um auch in Deutschland die bisher wenig genutzten klinischen Behandlungspfade zu etablieren, hat sich 2008 die Deutsche Gesellschaft für klinisches Prozessmanagement e. V. (DGKPM) gegründet.[85]

Kurzgesagt: Klinische Behandlungspfade in der Fast-track-Chirurgie reduzieren die VWD und Kosten bei gleichzeitiger Erhaltung der Behandlungsqualität.[86]

---

80 Vgl. Billing/Jauch [2005], S. 86.
81 Vgl. Güntnert/Thiele [2009], S. 6.
82 Vgl. Lorenz [2006], S. 46.
83 Vgl. Kahla-Witzsch [2009], S. 24.
84 Vgl. Weßling [2012], S. 537.
85 Vgl. Schwarzbach/Ronellenfitsch [2008], S. A2516.
86 Vgl. Aragon/Burton/Byers/Cohen [2002], S. 250.

V. Literaturverzeichnis

AOK-Bundesverband [2012]

Übersicht über die für 2012 gültigen Landesbasisfallwerte in den einzelnen Bundesländern unter Berücksichtigung der Erhöhungsrate nach § 10 Abs. 5 Satz 5 und 6 KHEntG, verfügbar unter: www.aok-gesundheitspartner.de/imperia/md/gpp/bund/krankenhaus/budgetverhandlung/landesbasisfallwert/lbfw_2012.pdf (12.11.2012).

Aragon, D./Burton, V./Byers, J. F./Cohen, M. [2002]

The Effect of a Critical Pathway on Patients´ Outcomes After Carotid Endarterectomy, in: American Journal of Critical Care, 11. Jg., Nr. 3, 2002, S. 250-258.

Billing, A./Jauch, K.-W. [2005]

Verweildauer optimieren – Schlüsselrolle des Aufnahme- und Entlassungsmanagements, in: Viszeralchirurgie, 40. Jg., Nr. 2, 2005, S. 86-91.

Bold, C. M./Erbsen, M. [o. J.]

Ambulant oder stationär? Grundsatzentscheidung des Bundessozialgerichts zur Abgrenzung zwischen ambulanter und stationärer Behandlung, verfügbar unter: www.vpka-bw.de/cms/fileadmin/pdf/ambulant-oder-stationaer.pdf (11.11.2012).

Christaras, A./Schaper, J./Strelow, H./Laws, H.-J./Göbel, U. [2006]

Auswirkungen des selbstlernenden G-DRG-Systems 2004-2006 auf die Vergütung stationärer Leistungen bei pädiatrisch-hämatologisch-onkologischen Patienten am Beispiel einer Universitätsklinik, in: Klinische Pädiatrie, 218. Jg., Nr. 6, 2006, S. 366-378.

Dieterich, Von H.-J./Eberhart, L./Junghans, T./Schwenk, W./Standl, Th./Ullrich, L. [o. J.]

Algorithmus Fast-track Rehabilitation. Eine praxisorientierte Anleitung am Beispiel der elektiven Kolonchirurgie, Unterschleißheim, o. J., Baxter Deutschland GmbH (Hrsg.). – 1 CD-ROM.

Engemann, R./ Strobel, U. [2005]

Behandlungspfade zur Unterstützung der ambulanten und kurzstationären sowie fast-track-Chirurgie, in: Viszeralchirurgie, 40. Jg., Nr. 2, 2005, S. 95-103.

Fleßa, S. [2007]

Grundzüge der Krankenhausbetriebslehre, 1. Auflage, München, 2007.

Flux, J. [2010]

Chancen und Grenzen klinischer Pfade. Exemplarisch am Beispiel eines Patientenpfades einer Klinik der Grund- und Regelversorgung, Leipzig, DIW-MTA Berlin, Diplomarbeit, 06.2010.

Güntnert, B. J./Thiele, G. [2009]

Kluges Prozessmanagement in der Gesundheitsversorgung. Das Krankenhaus auf dem Weg zum Hochleistungsmanagements, in: Professional Process - Zeitschrift für modernes Prozessmanagement im Gesundheitswesen, 2. Jg., Nr. 1, 2009, S. 6-8.

Hoffmeister, R. [2009]

Fast-track Konzepte in der Chirurgie: Untersuchungen zur Sicherheit und Effizienz am Beispiel der Lebertransplantation, Berlin, Charité- Universitätsmedizin Berlin, Diss., 18.09.2009.

Jurowich, C. F./Reibetanz, J./Krajinovic, K./Larena-Avellaneda, A./Isbert, C./Oberender, P./Germer, C. T./Rahden von, B. H. A. [2011]

Kostenanalyse des Fast-Track-Konzeptes bei elektiver Kolonchirurgie, in: Zentralblatt Chirurgie, 136. Jg., Nr. 3, 2011, S. 256-263.

Kahla-Witzsch, H. A. [2009]

Klinische Behandlungspfade. Wege zum Erfolg, in: Professional Process - Zeitschrift für modernes Prozessmanagement im Gesundheitswesen, 2. Jg., Nr. 1, 2009, S. 24-25.

Kim, M./Reibetanz, J./ Steinkirchner, S./von Rahden, B. H. A./Germer, C.-T./Jurowich, C. F. [2011]

Lebensqualität nach Kolonchirurgie unter „Fast Track"-Bedingungen, in: Deutsche medizinische Wochenschrift, 136. Jg., Nr. 10, 2011, S. 997-1002.

Knebel, P./Schellhaaß, A./Walther, A./Seiler, C. [2010]

Fast-Track-Chirurgie, in: Intensivmedizin up2date, 6. Jg., Nr. 2, 2010, S. 133-149.

Koitka, C. [2010]

Implementierung und Wirksamkeit klinischer Behandlungspfade – Eine systematische Literaturanalyse, Münster, Westfälische Wilhelms-Universität Münster, Diss., 2010.

Kolb, W./Lange, J./Zünd, M. [2007]

Moderne perioperative Behandlungskonzepte und Fast-track-Chirurgie. Weniger Komplikationen und schnellere Rekonvaleszenz als übergeordnete Ziele, in: Klinikarzt, 36. Jg., Nr. 6, 2007, S. 331-335.

Kraus, K. [2007]

Klinische Pfade – Logistische Integration der Termin- und Kapazitätsplanung, verfügbar unter: www.uniklinikum-saaland.de/fileadmin/UKS/Einrichtung/Kliniken _und_Institute/Chirurgie/Allgemeinchirurgie/Arztinformation/Behandlungspfade/da_kirstin _kraus.pdf (01.11.2012).

Lorenz, D. [2006]

Klinische Behandlungspfade als Instrument des Prozessmanagements im Krankenhaus – am Beispiel der Mund-, Kiefer und Gesichtschirurgie, plastische Operationen des Klinikums Stuttgart/Katharinenhospital -, Witten/Herdecke, Universität Witten/Herdecke, Masterarbeit, 01.08.2006.

Obermaier, R. [2006]

Fast-Track-Kolon-Chirurgie - ein multimodales, perioperatives Behandlungskonzept zur Senkung der postoperativen Morbidität, in: Viszeralchirurgie, 41. Jg., Nr. 6, 2006, S. 411-414.

Pantelis, D./Kalff, J. [2001]

Perioperative Maßnahmen am Magen-Darm-Trakt und Fast-track-Chirurgie, in: Hirner, A/Weise, K. (Hrsg.): Chirurgie, 1. Auflage, Stuttgart, 2004.

Penter, V./Arnold, C. [2009]

Zukunft deutsches Krankenhaus. Thesen, Analysen, Potenziale, 1. Auflage, Kulmbach, 2009.

Ritz, J.-P./Buhr, H. J. [o. J.]

Fast-Track in der Abdominalchirurgie, verfügbar unter: www.ethicon.de/ uplo-ad/spezieller_fachbereich/pdfs/28343_Charite_Campus.pdf (02.11.2012).

Roeder, N./Hindle, D./Juhra, C./Loskamp, N. [2003]

Frischer Wind mit klinischen Behandlungspfaden I. Instrumente zur Verbesserung der Organisation klinischer Prozesse, in: Das Krankenhaus, 95. Jg., Nr. 1, 2003, S. 20-27.

Schwarzbach, M./Ronellenfitsch, U. [2008]

Klinikpfade in der Chirurgie. Ein Instrument für den Routinebetrieb?, in: Deutsches Ärzteblatt, 105. Jg., Nr. 47, 2008, S. A2512-2516.

Schwenk, W. [2004]

„Fast-track"-Rehabilitation in der Kolonchirurgie. „Clinical Pathway" zur Beschleunigung der Rekonvaleszenz, in: HAES-info – Aktuelles zu Makro- und Mikrozirkulation, Nr. 3, 2004, S.1-8.

Schwenk, W. [2009]

Evidenz-basierte perioperative Medizin und „Fast-track"-Chirurgie. Umsetzung am Patientenbett – Stellenwert der Behandlungspfade, verfügbar unter: www.dgkpm.de/Dateien/Mannheim2009/Schwenk_W_Evidenzbasierte_perioperative_Medizin.pdf (11.11.2012).

Schwenk, W./Haase, O./Raue, W./Neudecker, J./Müller, J. M. [2004]

Einführung der „Fast-track"-Kolonchirurgie in den klinischen Alltag, in: Zentralblatt Chirurgie, 129. Jg., Nr. 6, 2004, S. 502-509.

Schwenk, W./Müller, J. M. [2005]

Was ist „Fast-track"-Chirurgie?, in: Deutsche medizinische Wochenschrift, 130. Jg., Nr. 10, 2005, S. 536-540.

Simon, M. [2011]

Das Gesundheitssystem in Deutschland. Eine Einführung in Struktur und Funktionsweise, 3. Auflage, Bern, 2011.

Tecklenburg, A. [2008]

Managementwerkzeug: Geplante Behandlungspfade, in: Schmidt-Rettig, B./Eichhorn, S. (Hrsg.): Krankenhaus-Managementlehre. Theorie und Praxis eines integrierten Konzepts, 1. Auflage, Stuttgart, 2008, S. 303-310.

Von Reibnitz, C./Hermanns, P. [o. J.]

Clinical Pathways – Definition und Erläuterung der Begriffsvielfalt, verfügbar unter: www.medical-text.de/inhalte/pdfs/clinical_pathway.pdf (01.11.2012).

Weßling, A. [2012]

Patienten besser steuern, in: führen und wirtschaften im Krankenhaus, 29. Jg., Nr. 5, 2012, S. 534-537.

VI. Anhangsverzeichnis

VII. Anhang

Anhang 1: Behandlungspfad in Tabellenform

Behandlungstag	durchzuführende Maßnahme
prästationär	komplette prästationäre Patientenvorbereitung und OP-Terminvergabe über die chirurgische Ambulanz und das Zentrale Patientenmanagement (ZPM)
Aufnahmetag	– Gespräch über den geplanten stationären Verlauf – Infomaterial über das FT-Konzept – Einverständniserklärung zur wissenschaftlichen Datenerhebung
OP-Tag	– bis 2 Stunden präop. Glukosedrink – direkt präop. Anlage eines thorakalen PDK (LA + Opioid) – OP-Zugangswege durch quere / gebogenen Inzisionen oder Laparoskopie – Verzicht auf Dränagen, direkt postop. Zug der Magensonde – Analgesie / Infusion: kontinuierliche PDA, 2000 ml Ringer mit 40 mval KCl – 4 h postop. klare Flüssigkeit / Joghurt – 6 h postop. Mobilisation in Sitzstuhl für 2 h
1. postop. Tag	– kontinuierliche PDA, 4 × 40 gtt. Metamizol – Reduktion der Infusion auf max. 1000 ml Ringer – Trinkmenge 2000 ml, 3 × 200 ml Trinknahrung, 4–6 Becher Joghurt – 3 × 2 g Mg^{++} oral (bis zum ersten Stuhlgang) – Entfernung des Blasenkatheters soweit vorhanden – Mobilisation für 6–8 h außerhalb des Bettes
2. postop. Tag	– Entfernung der Infusionen – Erreichen der vollständigen Mobilisation – weiterer Kostaufbau – Entfernung des PDK (bei Schmerzen ggf. bis zum Folgetag belassen)
3. postop. Tag	– Entfernung des PDK falls noch vorhanden – Kostaufbau bis Vollkost soweit möglich
4. postop. Tag	– Kostaufbau bis Vollkost – Arzt-Patienten-Gespräch über die bevorstehende Entlassung
Entlasstag	– Abschlussgespräch, evtl. Termin für ambulante Wiedervorstellung – Entlassungskriterien: vollständiger Kostaufbau, regelrechte Verdauungsfunktion, Schmerzarmut / -freiheit, kontrollierte Wundverhältnisse, abgeschlossene Mobilisation, Klärung der häuslichen Versorgungssituation

(Quelle: Jurowich/Reibetanz et al. [2011], S. 258).

Anhang 2: Behandlungspfad als Checkliste

BESONDERHEITEN FÜR DIE ANAMNESE

	geprüft
Tumorlokalisation unsicher	
ASA IV bzw. P4	
relevante Komedikation • Antikoagulanzien • orale Antidiabetika, z.B. Metformin	
Komorbiditäten • renale • kardiale • pulmonale • Stoffwechselerkrankungen • andere	
Kontraindikationen gegen thorakale Epiduralanalgesie (TEA) • Komedikation • Ablehnung durch Patienten • anatomische Hindernisse, z.B. Morbus Bechterew	

(Quelle: Baxter Deutschland GmbH (Hrsg.)).

PATIENTENVORBEREITUNG

Allgemeine Voraussetzungen geprüft

Patient über Programm aufgeklärt

Aufklärung zeitgerecht

Patienten möglichst an erster Stelle auf dem OP-Plan

Relevante Aspekte für die Anästhesie geprüft

Patienteneinverständnis vorhanden

PONV-Risiko abgeschätzt

Art des Narkoseverfahrens festgelegt

Bedeutung und Funktion der Schmerztherapie erklärt

ggf. orale Prämedikation zur Nacht mit Benzodiazepin verordnet

ggf. Komedikation verordnet
z.B. bei Risikopatienten Betablocker

ggf. Komedikation abgesetzt
z.B. AT_1-Rezeptorantagonisten und ACE-Hemmer

Relevante Aspekte für die Chirurgie geprüft

Patienteneinverständnis vorhanden

Thromboseprophylaxe zeitgerecht verordnet
18.00 Uhr: niedermolekulares Heparin subkutan, Antithrombosestrümpfe Klasse I

Darmvorbereitung: Klistier und Laxans verordnet
CAVE: orthograde Darmspülung notwendig, wenn Tumorlokalisation unsicher

Ernährung besprochen/verordnet
am Tag vor der Operation flüssige Kost, nachmittags 2x proteinreiche Trinklösungen
18.00 Uhr: 4 x 200 ml kohlenhydratreiche Trinklösung
5.00 Uhr bzw. bis 2 Stunden präoperativ: mindestens 2 x 200 ml kohlenhydratreiche, klare Trinklösungen
CAVE: adaptierte Trinkmengen bei Dialysepatienten! Diabetiker ungesüßte, klare Flüssigkeiten (auch Kaffee oder Tee)

(Quelle: Baxter Deutschland GmbH (Hrsg.)).

OPERATIONSVORBEREITUNG

Bei Abruf zum OP (Pflegepersonal Station)	geprüft
Identität kontrolliert	☐
Einwilligung zur Narkose vorhanden	☐
Einwilligung zur OP vorhanden	☐
orale Prämedikation erfolgt z.B. mit kurzwirksamem Benzodiazepin (7,5 mg Midazolam), ggf. PONV-Prophylaxe	☐
Komedikation erhalten z.B. Betablocker	☐
Thromboseprophylaxe zeitgerecht 18.00 Uhr Vortag: niedermolekulares Heparin subkutan, Antithrombosestrümpfe Klasse I	☐
Nüchternheitsgrenzen eingehalten 2 Stunden keine Flüssigkeiten, 6 Stunden keine feste Nahrung	☐
Blutgruppe bestimmt	☐
Allergien oder Unverträglichkeiten abgefragt	☐
perioperative Antibiotikaprophylaxe mitgegeben oder im OP verfügbar	☐
Unterlagen vollständig Krankenakte, Kurve, Laborwerte, Bildmaterial	☐

Bei Ankunft im OP	geprüft
Identität kontrolliert	☐
Abruf-Checkliste vollständig? Wenn nicht, Anästhesist/Operateur informieren!	☐

(Quelle: Baxter Deutschland GmbH (Hrsg.)).

NARKOSEEINLEITUNG

Allgemeine Maßnahmen	geprüft
Identität kontrolliert	
Nüchternheitsgrenzen eingehalten 2 Stunden keine Flüssigkeiten, 6 Stunden keine feste Nahrung	
aktueller Gerinnungsstatus ohne pathologischen Befund	
Allergien oder Unverträglichkeiten berücksichtigt	
venöser Zugang und Basismonitoring installiert • 3-Kanal EKG • SpO_2 • NIBP • $etCO_2$ (nach Intubation) • Temperatur • Relaxometrie angelegt • EEG (wenn verfügbar) • Diurese (nach Insertion des Blasenkatheters in Narkose)	
Antibiotikaprophylaxe appliziert Einfache Dosis eines Zweitgenerations-Cephalosporin (z.B. Cefotiam) + Metronidazol	
Pre-Warming initiiert	

Erweitertes Monitoring bei Risikopatienten (ASA IV)	geprüft
zentralvenöse Blutgasanalyse über ZVK inkl. SvO_2, Hb	
invasive arterielle Blutdruckmessung	

Weitere Maßnahmen	geprüft
kristalloide Infusion verabreicht Vollelektrolytlösung zur Deckung des Erhaltungsbedarfs	
thorakale Epiduralanalgesie (TEA) angelegt und im Einsatz Lokalanästhetikum + Opioid, z.B. intraoperativ Ropivacain 0,375 % + 0,5 – 0,75 µg/ml Sufentanil epidural; applizierte Menge: Initialdosis ca. 10 – 15 ml, Dauergabe 6 – 10 ml/h	
Intubation erfolgt	
ggf. Magensonde gelegt	
Blasenkatheter gelegt	

(Quelle: Baxter Deutschland GmbH (Hrsg.)).

NARKOSEFÜHRUNG

	geprüft
zweiter periphervenöser Zugang gelegt	☐
Antibiotikaprophylaxe nach 2 Stunden wiederholt	☐
EEG-gesteuerte Narkoseführung (wo verfügbar)	☐
Flüssigkeitsmanagement Kombination aus Volumensubstitution (Kristalloide und Kolloide) und Vasokonstriktor (z.B. Noradrenalin)	☐
Sauerstoffträger	☐

OPERATIONSTECHNIK

	geprüft
minimalinvasiv, alternativ quere Laparotomie	☐
bei minimalinvasiver Chirurgie und Fehlen einer TEA: Infiltration der Inzisionen und intraperitoneale Instillation z.B. Ropivacain 0,375 % subphrenisch rechts	☐
Diathermiestrom anstatt Skalpell für Trokarinzisionen und/oder Laparotomie	☐
Fasziennähte fortlaufend allschichtige Technik mit langsam resorbierbarem Material	☐
schichtgerechte, gewebeschonende Dissektion	☐
Verzicht auf Drainagen	☐
Thromboseprophylaxe sequentielle pneumatische Kompression der unteren Extremitäten	☐

NARKOSE- UND OPERATIONSAUSLEITUNG

	geprüft
Tubus entfernt	☐
ggf. Magensonde entfernt	☐
Kreislauf stabil wenn Epiduralkatheter intraoperativ nicht benutzt wurde: postoperativ aufspritzen unter engmaschiger Kreislaufkontrolle, z.B. mit 10 – 20 ml Ropivacain 0,2 % + 0,5 – 0,75 µg/ml Sufentanil	☐
Schmerztherapie initiiert	☐

(Quelle: Baxter Deutschland GmbH (Hrsg.)).

PATIENTENBETREUUNG IM AUFWACHRAUM

	geprüft
Schmerztherapie fortgeführt kontinuierliche Epiduralanalgesie (CEA) oder patientenkontrollierte Epiduralanalgesie (PCEA), Vermeidung systemischer Opioidgabe	
Patient normotherm	
Restinfusion verabreicht nach 2 Stunden orale Flüssigkeitszufuhr	
Kreislauf stabil	
ggf. Blasenkatheter und ZVK entfernt	

KONTRAINDIKATIONEN FÜR DIE VERLEGUNG AUF DIE PFLEGESTATION

	geprüft
fehlendes Wohlbefinden	
gestörter Gasaustausch SpO_2 < 90 % unter Raumluft	
Kreislaufinstabilität Herzfrequenz > 100/min ; MAP < 60 mm Hg oder Abweichung > 30 % vom Ausgangswert neu aufgetretene Herzrhythmusstörungen (z.B. ventrikuläre Extrasystolen, absolute Arrhythmie)	
Schmerzen NRS (0–10) in Ruhe > 3, bei Belastung > 5	
PONV	
36,0° C < Temperatur > 38,5° C Messort möglichst Tympanon	
Neurokognitives Defizit Aldrete Score < 12 Punkte	
Anämie/Blutung postoperativ ggf. Hb-Kontrolle	
Shivering	

(Quelle: Baxter Deutschland GmbH (Hrsg.)).

PATIENTENBETREUUNG AUF DER PFLEGESTATION AM OPERATIONSTAG

Monitoring	geprüft
Bewusstsein (3 x)	☐ ☐ ☐
Blutdruck (3 x)	☐ ☐ ☐
Herzfrequenz (3 x)	☐ ☐ ☐
Temperatur	☐

Schmerztherapie	geprüft
CEA oder PCEA durch Akutschmerzdienst überprüft	☐
orales Nichtopioid-Analgetikum verabreicht z.B. COX_2, Metamizol, Paracetamol; bei fehlendem Epiduralkatheter zusätzlich 4 x 100 mg Tilidin/Naloxon	☐
ggf. Rescue-Analgesie eingeleitet z.B. Tilidin-N oder Piritramid	☐

Thromboseprophylaxe	geprüft
niedermolekulares Heparin	☐
Kompressionsstrümpfe Klasse I	☐

Kostaufbau	geprüft
Joghurt 300 g oder Proteindrinks 400 ml	☐
maximal 500 ml VEL postoperativ bei Scheitern der frühen Mobilisation wegen klinisch relevanter orthostatischer Dysregulation: 500 ml kolloidale Lösung und nach 1 Stunde erneuter Versuch	☐
orale Flüssigkeitszufuhr > 1.000 ml	☐
mildes Laxans	☐

Mobilisation	geprüft
2 Stunden im Pflegestuhl gesessen	☐
über den Flur gelaufen (1 x)	☐

(Quelle: Baxter Deutschland GmbH (Hrsg.)).

PATIENTENBETREUUNG AUF DER PFLEGESTATION AM ERSTEN POSTOPERATIVEN TAG

Monitoring	geprüft
Bewusstsein (2 x)	
Blutdruck (2 x)	
Herzfrequenz (2 x)	
Temperatur	
kleines Blutbild	
Na, K	
C-reaktives Protein	
Glukose Glukose < 140 mg/dl (= 7,8 mmol/l)	
Gewicht	

Visite (2 x täglich)	geprüft
Schmerzstärke (NRS oder VAS)	
körperlicher und abdomineller Befund	
Operationsbefund erläutert	
ggf. Ziele erneut festgelegt	
Patient motiviert	

Schmerztherapie	geprüft
CEA oder PCEA durch Akutschmerzdienst überprüft	
orales Nichtopioidanalgetikum verabreicht z.B. COX_2, Metamizol, Paracetamol; bei fehlendem Epiduralkatheter zusätzlich 4 x 100 mg Tilidin/Naloxon	
ggf. Rescue-Analgesie eingeleitet z.B. Tilidin-N oder Piritramid	

(Quelle: Baxter Deutschland GmbH (Hrsg.)).

PATIENTENBETREUUNG AUF DER PFLEGESTATION AM ZWEITEN POSTOPERATIVEN TAG

Monitoring	geprüft
Bewusstsein	☐
Blutdruck	☐
Herzfrequenz	☐
Temperatur	☐
kleines Blutbild	☐
Kreatinin (nur bei NSAR-/Coxib-Analgesie)	☐
Na, K	☐
C-reaktives Protein	☐
Glukose Glukose < 140 mg/dl (= 7,8 mmol/l)	☐
Gewicht	☐

Visite (2 x)	geprüft	
Schmerzstärke (NRS oder VAS)	☐	☐
körperlicher und abdomineller Befund	☐	☐
ggf. Ziele erneut festgelegt	☐	☐
Patient motiviert	☐	☐

Schmerztherapie	geprüft
CEA oder PCEA durch Akutschmerzdienst überprüft	☐
ggf. Epiduralkatheter entfernt	☐
orales Nichtopioidanalgetikum verabreicht z.B. COX_2, Metamizol, Paracetamol; bei fehlendem Epiduralkatheter zusätzlich 4 x 100 mg Tilidin/Naloxon	☐
ggf. Rescue-Analgesie eingeleitet z.B. Tilidin-N oder Piritramid	☐

(Quelle: Baxter Deutschland GmbH (Hrsg.)).

PATIENTENBETREUUNG AUF DER PFLEGESTATION VOM DRITTEN BIS FÜNFTEN POSTOPERATIVEN TAG

Monitoring	geprüft
Bewusstsein	
Blutdruck	☐
Herzfrequenz	
Temperatur	☐
kleines Blutbild	
Kreatinin (nur bei NSAR-/Coxib-Analgesie, sonst nur am 5. Tag)	☐
Na, K	
C-reaktives Protein	☐
Glukose Glukose < 140 mg/dl (= 7,8 mmol/l)	
Gewicht	☐

Visite (2 x)	geprüft	
Schmerzstärke (NRS oder VAS)		
körperlicher und abdomineller Befund	☐	☐
ggf. Ziele erneut festgelegt		
Patient motiviert	☐	☐

Schmerztherapie	geprüft
CEA oder PCEA beendet	
Epiduralkatheter durch Akutschmerzdienst entfernt	☐
orales Nichtopioidanalgetikum verabreicht z.B. COX_2, Metamizol, Paracetamol; bei fehlendem Epiduralkatheter zusätzlich 4 x 100 mg Tilidin/Naloxon	
ggf. Rescue-Analgesie z.B. Tilidin-N oder Piritramid	☐

(Quelle: Baxter Deutschland GmbH (Hrsg.)).

AMBULANTE WIEDERVORSTELLUNG

	geprüft
allgemeines Wohlbefinden	☐
abdominelle Untersuchung unauffällig	☐
Wunde reizlos	☐
Darmfunktion regelrecht orale Ernährung und Stuhlgang	☐
Schmerzen adäquat VAS-Score < 3 in Ruhe; < 5 beim Husten	☐
Histologie besprochen	☐
Weiterbehandlung besprochen	☐
Weiterbehandlung organisiert	☐
Kreatinin, C-reaktives Protein, Na und K	☐

(Quelle: Baxter Deutschland GmbH (Hrsg.)).